AF465610

[illegible] ENTS DES CLIMATS [illegible]

A CHALEUR CONSTANTE

ET MOYEN D'Y REMÉDIER

PROJET DE SANATORIUM

POUR LES PAYS TROPICAUX

RÉPONSE

AUX

Objections du Conseil supérieur de Santé des Colonies

PAR LE

Docteur Lucien CLÉMENT

Officier du Dragon de l'Annam.

Médaille d'argent de 2e classe, août 1884,

Médaille d'or de 1re classe, novembre 1884.

(Épidémies cholériques de Toulon et Salindres).

SAINT-ÉTIENNE

IMPRIMERIE THÉOLIER ET Cie

Rue Gérentet, 12

18[illegible]

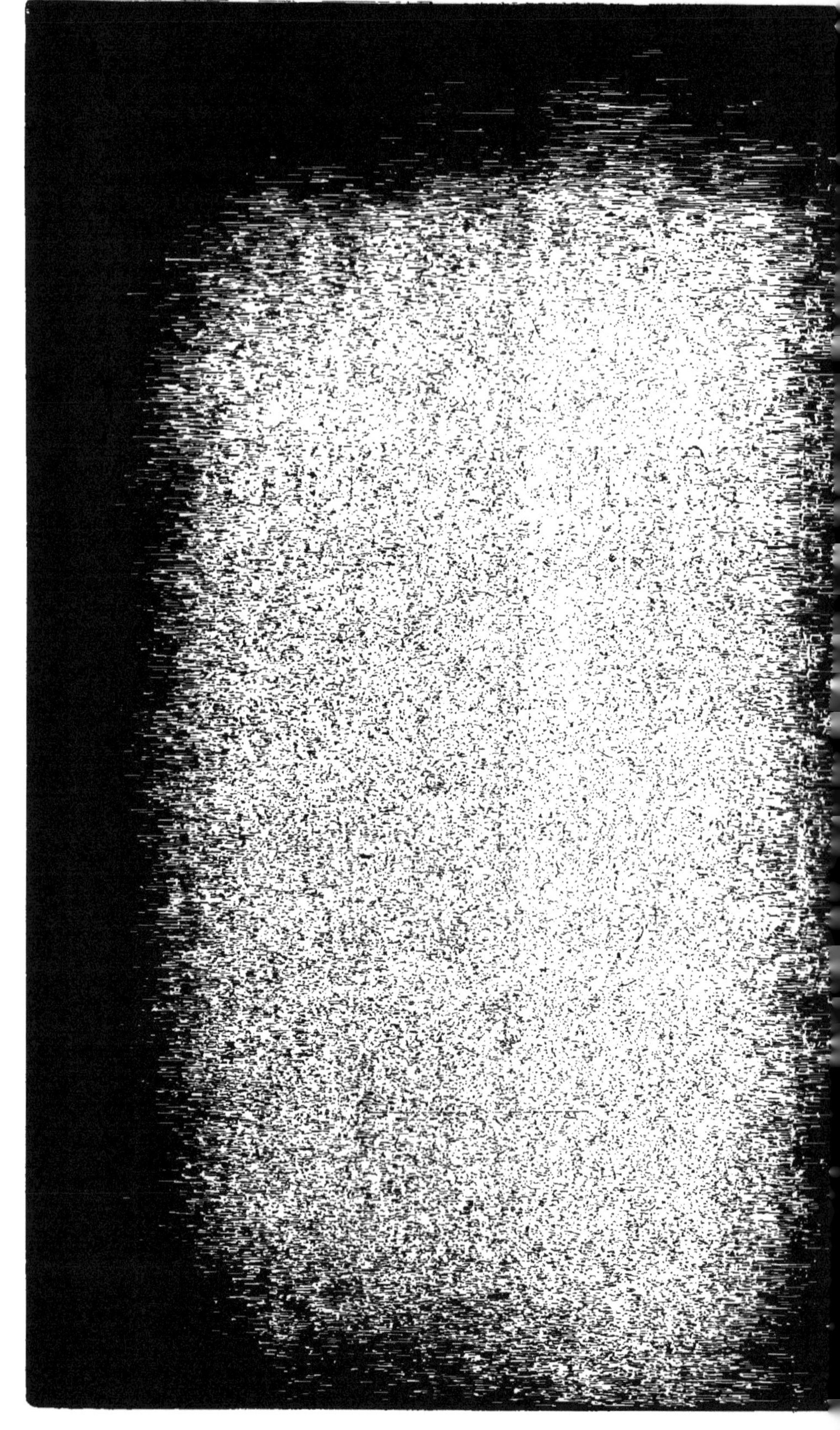

INCONVÉNIENTS DES CLIMATS HYPERTHERMIQUES
A CHALEUR CONSTANTE
ET MOYEN D'Y REMÉDIER

PROJET DE SANATORIUM
POUR LES PAYS TROPICAUX

RÉPONSE
AUX
Objections du Conseil supérieur de Santé des Colonies

PAR LE
Docteur Lucien CLÉMENT
Médaille d'argent de 2e classe, août 1884,
Médaille d'or de 1re classe, novembre 1884.
(Epidémies cholériques de Toulon et Salindres).

SAINT-ÉTIENNE
IMPRIMERIE THÉOLIER ET Cie
Rue Gérentet, 12
—
1894

Je prie M. Chavassieux, Résident supérieur au Tonkin, de recevoir ici l'assurance de ma vive gratitude pour son concours dévoué et pour ses excellents conseils, qui m'ont permis de donner un corps à mon idée de Sanatorium.

Que M. Oriol trouve également ici l'expression de ma reconnaissance.

Monsieur le Ministre,

L'honorable M. Oriol, député de Saint-Etienne, a bien voulu se charger de vous faire parvenir ma brochure ayant pour titre : *Inconvénients des climats hyperthermiques à chaleur constante et moyen d'y remédier*. Cette brochure avait pour but la création, dans celles de nos possessions d'outre-mer qui rentrent dans le cadre indiqué par le titre, de sanatoires absolument nouveaux aussi bien par le principe qui les a inspirés que par leur mode de construction et de fonctionnement.

Ce travail a été soumis au Conseil supérieur de santé des colonies, qui a couché le résultat de son examen dans une délibération dont suit la copie.

EXTRAIT DU REGISTRE DES DÉLIBÉRATIONS

Séance du 21 juin 1894.

« Le Conseil supérieur de santé a pris connais- « sance de la brochure de M. le docteur Clément de « Saint-Etienne, qui lui a été transmise par le Géné- « ral Directeur de la Défense.

« Cette brochure qui a pour titre : *Inconvénients « des climats hyperthermiques à chaleur constante « et moyen d'y remédier*, présente un réel intérêt par « suite du principe nouveau dont l'application est « proposée par l'auteur et qui consiste dans la cons- « truction d'un sanatorium disposé de telle sorte, « que les personnes admises à y séjourner seraient « complètement et rigoureusement isolées du milieu « extérieur pendant un laps de temps égal à trois « semaines au moins et y seraient soumises à l'action « d'une atmosphère artificiellement refroidie jus- « qu'à 15 ou 16 degrés centigrades.

« L'idée émise par l'auteur est ingénieuse, mais le « Conseil ne pense pas qu'elle soit pratiquement « réalisable, parce qu'il n'y est pas tenu compte de la « réaction qu'aurait à subir l'organisme par suite du « changement assez brusque qui lui serait imposé.

« Tous les médecins qui ont exercé dans les pays « chauds savent combien les abaissements même « peu considérables de température sont à redouter, « soit pour les individus impaludés chez lesquels ils « font apparaître de nouveaux accès de fièvre, sou- « vent très graves, soit chez les dysentériques. Pour

« ces derniers malades en particulier, le principe du « docteur Clément est inapplicable, car le moindre « refroidissement, même après plusieurs mois de « retour dans un pays tempéré, leur amène des « rechutes.

« Le Conseil estime que la construction d'un sana- « torium en pays chauds constitue un problème « beaucoup plus complexe, qui comporte des solu- « tions variables suivant la nature du sol et du cli- « mat de chaque colonie. Il fait classer la brochure « du docteur Clément dans ses archives et propose « de remercier l'auteur pour la communication qu'il « a bien voulu faire au département. »

Vous voudrez bien me permettre, Monsieur le Ministre, de réfuter les objections qui me sont faites. **Ces objections, qui ont trait principalement aux impaludés** et aux **dysentériques, sont implicitement résolues dans ma brochure** et ma réponse sera bien simple : **Je ne m'adresse point à eux.** Sanatorium n'est point synonyme d'hôpital ni même de maison de convalescence. Comme je le dis en toutes lettres (voir page 8, ligne 14) **« je ne m'adresse qu'aux neurasthéniques et aux anémiques,** c'est-à-dire à ceux qui, sans être malades au sens strict du mot, sont un terrain éminemment propice à l'éclosion de tous les germes morbides ». **Ces personnes-là sont légion aux colonies. Je voudrais mettre à leur portée un peu du climat de la métropole, je voudrais leur donner le moyen de s'invigorer tous**

les ans, comme vont le faire les Anglais dans leurs sanatoires Hymalayens, à Simla, Massouri, Dardjiling, Mahalabechwar, Outakamound, etc., peut-être par cela même prolonger sans inconvénient leur séjour aux colonies et dans tous les cas leur permettre de revenir en France dans de meilleures conditions de santé.

Ma proposition aurait moins de raison d'être si des hauteurs suffisantes, c'est-à-dire de 2.000 à 2.500 mètres se trouvaient dans nos possessions coloniales, mais ni Tahiti, ni la Guadeloupe, ni la Martinique, ni la Guyane, ni les côtes de l'Ivoire et du Bénin, non plus que le Congo n'en possédent de semblables. Madagascar est mieux douée et les emplacements excellents ne manquent pas sur les hauteurs centrales, pour des postes de montagne. En ce qui concerne l'Annam, la Cochinchine et le Cambodge, on ne trouverait à peu près ces altitudes que tout à fait dans le Haut-Laos, ou vers le pic Aïthouat en plein pays des sauvages Moïs, c'est-à-dire dans des régions éloignées, encore trop peu sûres et pourvues de moyens de communications plus que rudimentaires ; encore faut-il pour s'y rendre traverser d'immenses forêts et je n'ai pas à apprendre à mes éminents confrères ce qu'est cette fièvre des bois qui terrifie autant les Européens que les indigènes eux-mêmes.

Quant à l'influence salutaire d'un séjour dans un pays tempéré, nul ne la contestera.

Dernièrement, à la première séance de l'Institut colonial International, sir William More, dans son rapport sur les **moyens à employer pour réduire au minimum l'influence délétère du climat Hindoustanique**, **citait entr'autres le suivant, qui est à peu près ce que je propose:** « **Un séjour périodique dans un cli-** « **mat plus froid, l'Europe si possible ou** « **à défaut les régions élevées de l'Inde.** » Aussi m'est-il difficile d'expliquer le reproche qui m'est « adressé de « ne point tenir compte de la réaction « qu'aurait à subir l'organisme par suite du changement assez brusque de température », **puisque c'est cette réaction qui est la chose utile et tonifiante par excellence, puisque c'est cette réaction qui est le but cherché.**

D'ailleurs dans mon sanatorium, **le changement et les transitions ne sont point brusques.** Il est dit dans ma brochure (page 10, ligne 13) « **On procédera toujours par gradations successives.** » **Si la gradation proposée théoriquement est trop rapide, chose après tout fort possible, rien n'oblige à la suivre. C'est l'expérience seule qui devra arrêter les règles à cet égard**; encore ces règles ne seront-elles pas immuables et toujours subordonnées à l'appréciation du Médecin-Directeur qui devra obéir à des indications pouvant résulter de causes diverses et variables. **Si l'expérience prouve que ce n'est point 16° qui est la température moyenne de choix, mais plutôt**

18°, c'est à ce dernier chiffre que s'arrêtera la progression descendante, et quand il sera démontré que la température du hall central est trop basse à 12° ou 14°, on ne descendra plus qu'à 15° ou 16°. Tout cela est affaire de tâtonnements et aucune idée nouvelle n'est parfaite à sa naissance. C'est pourquoi nul ne peut à priori donner de chiffre ferme, ni pour la durée du séjour, ni pour la graduation des températures aussi bien à l'entrée qu'à la sortie.

Je reviens aux impaludés. « Tous les médecins « qui ont exercé dans les pays chauds savent com- « bien les abaissements même peu considérables de « température sont à redouter pour les impaludés « chez lesquels ils font apparaître de nouveaux accès « de fièvre souvent très graves. » Et d'abord un individu impaludé est-il par le fait même de son impaludisme condamné à perpétuité à séjourner dans les pays chauds, afin d'éviter les abaissements de température qu'il trouverait sûrement en Europe ? Comment font les impaludés du Tonkin lorsqu'arrive la saison fraîche? Ils subissent certes parfois des températures bien inférieures à 15°, puisque 10° au-dessus de zéro n'est pas un fait exceptionnel dans le Delta. De plus le froid y est toujours humide, par conséquent subjectivement plus intense, plus pénible et plus dangereux. La gradation qu'on suit dans le rapatriement, en faisant passer les impaludés graves par l'Algérie et Saint-Mandrier, est-elle donc bien plus douce et si différente de la mienne ?

J'ai en ce moment sous les yeux la relation d'un cas fort intéressant observé par M. le professeur Jaccoud. Il s'agit d'un soldat qui s'impaludise à Biskra et qui, quelque temps après, est envoyé au Dahomey. Durant son voyage, et pendant les sept premiers mois de séjour au Dahomey, il n'a pas une seule atteinte fébrile. A Dogba il est pris d'accès quotidiens et parfois bi-quotidiens pour lesquels il est admis à l'hopital de Porto-Novo, où il demeure quarante jours. Guéri en apparence, on le dirige sur Oran. Pendant la traversée surviennent des accès pernicieux avec délire tel qu'on doit l'attacher et le ligotter. A l'hopital d'Oran, une médication énergique le débarrasse de ses accès pernicieux et après un court séjour à Arzew, il rentre en France. Il arrive à Paris au mois de janvier et malgré les frimas se porte à merveille jusqu'à fin mars. A cette époque, c'est-à-dire lorsque la température se radoucit, les symptômes fébriles se manifestent de nouveau à l'état aigu.

De cette observation curieuse, je ne veux retenir que ce fait, c'est que, **arrivé à Paris au cœur de l'hiver, cet impaludé n'a ressenti aucun accès de retour**, alors qu'ils se sont manifestés seulement au printemps. Donc les rechutes ne sont pas toujours occasionnées par le froid et sont très souvent liées à des causes qui nous échappent. Par conséquent il **n'est pas démontré que les impaludés eux-mêmes**, pourvu qu'ils ne soient pas en cours d'accès, **ne tireraient point profit d'un séjour dans un de mes**

sanatoires, d'autant mieux que je n'ai point la prétention de supprimer les arsenicaux ni les préparations quiniques.

Quand aux **dysentériques** je n'en dirai rien, sinon que **mon sanatorium n'est pas pour eux**.

« Le Conseil estime que la construction d'un « sanatorium en pays chauds constitue un problème « beaucoup plus complexe, qui comporte des solu- « tions variables suivant la nature du sol et du « climat de chaque colonie ». Je partage entièrement sa manière de voir en ce qui concerne les sanatoria actuellement existants. En effet, ces établissements doivent être selon les cas des postes de montagne ou des postes maritimes, situés toujours dans les endroits les plus sains et pourvus d'un air plus pur que le reste de la colonie. Ils remplissent deux buts bien distincts. Ce sont d'abord des maisons de convalescence pour les impaludés, dysentériques ou autres, mais leur emploi le plus important est le suivant : ils permettent en cas d'épidémie, choléra, accès pernicieux, ou fièvre jaune pour celles de nos colonies tributaires de ce fléau, une dissémination rapide des effectifs dans les régions les plus salubres. Leur utilité est donc incontestable, les services qu'ils rendent sont considérables et je ne demande point qu'on change leur destination.

Le sanatorium que je propose a un but plus limité et tout différent. Par conséquent les règles qui président à la construction des sanatoires actuels ne peuvent s'appliquer au

mien et doivent être, au moins dans les points essentiels, celles que j'ai moi-même fixées dans ma brochure.

Il ne faut pas oublier que **tout le personnel Européen, sauf les malades graves, devra chaque année et à tour de rôle y faire un séjour. Ce sera une sorte de rapatriement anuuel à peu de frais** et chacun, aussi bien fonctionnaires que soldats et négociants, viendra là reconstituer ses forces avant qu'elles ne soient complètement épuisées.

Je n'apprendrai rien à personne quand j'aurai dit qu'un homme robuste qui va habiter les pays chauds, s'il a une bonne hygiène, s'il est entouré d'un confortable suffisant, passera presque sûrement la première année sans encombre et qu'il ne verra son énergie nerveuse faiblir que dans le courant de la deuxième année. Quant à la troisième, c'est l'année critique. Aussi le séjour règlementaire en Cochinchine a été réduit à deux ans, la troisième année ayant été reconnue par l'expérience comme étant celle du plus grand danger de mort. (Morice.)

Bouilleveaux, parlant de la même colonie, constate un fait du plus grand intérêt et qui corrobore d'une façon toute particulière mes idées personnelles. Il dit : « **Lorsque les étrangers habitant la Cochin-** « **chine n'ont eu à souffrir d'aucune maladie** « **spéciale, ils deviennent anémiques, et, s'ils ne** « **reprennent pas le chemin de la mère patrie,** « **ils risquent de s'éteindre d'épuisement,** « **même sans paraître malades.** »

Ce qui est vrai pour cette colonie, l'est également, bien qu'à des degrés divers, pour beaucoup d'autres, même pour celles réputées saines par excellence, je veux parler de nos possessions Extrêmes-Orientales de l'Océan pacifique, Tahiti et les Marquises.

Par mon procédé, il y a tout lieu d'espérer que le rapatriement pourra être reculé jusqu'à la quatrième année pour beaucoup de nos colonies et peut-être même ne sera-t-il indispensable que pour obéir à l'impérieux besoin qu'éprouve l'exilé de revoir, au moins de loin en loin, le clocher de son village. L'économie budgétaire se voit d'ici sans qu'il soit besoin d'insister.

Quant à la colonisation, cela la faciliterait singulièrement. Car si les industriels, colons ou négociants savent que, grâce à une installation spéciale, ils peuvent sans trop de frais, sans presque quitter leur travail et le centre des affaires, trouver un coin de leur pays, qui, leur donnant l'hiver et la fraîcheur invigorante dont ils sont sevrés, restaurera leurs forces épuisées toutes les fois qu'ils en sentiront le besoin, ils hésiteront moins à s'expatrier, les capitaux, les bras et les intelligences afflueront pour mettre en valeur notre magnifique domaine colonial. Ce sera la richesse.

Et peut-on savoir si les sanatoires construits d'après mon principe ne seront pas la goutte d'eau qui conserve d'abord la vie au rejeton séparé de la branche mère et lui donne plus tard assez de vitalité pour fabriquer à son tour et des racines et des branches ? En d'autres termes, **est-on sûr que ce ne sera pas un appoint considérable à l'acclimatement des Français et des autres Européens dans les régions intertropicales ?**

Je n'ignore pas que cette question est brûlante et que, sur ce terrain, j'aurai devant moi des contradicteurs d'une compétence indiscutable et des adversaires d'autant plus redoutables que leurs titres scientifiques écrasent les miens.

Il y a quelques mois à peine, dans une conférence faite à Bruxelles, à l'Institut colonial international, conférence qui a été d'ailleurs très goûtée et vivement applaudie, l'éminent docteur Treille, inspecteur du service de santé des colonies, émettait l'opinion que l'Européen ne peut, dans les pays situés entre les 15° parrallèles nord et sud, songer à fonder une famille. Pour lui le procédé de colonisation (si ce mot peut s'appliquer ici) qui convient le mieux dans ces pays, consiste à y émigrer soit seul, soit en famille, pourvu que les femmes et les enfants aillent faire en Europe de longs et même de fréquents séjours, et à revenir au bout de quelque quinze ou vingt ans dans la terre natale, après fortune faite.

Si je ne me trompe, **des hommes fort instruits ont dit la même chose de l'Algérie au début de la conquête**. Or, la vitalité des colons algériens, leur endurance, leur accroissement et leur fécondité sont des faits reconnus et tout cela s'est passé sans métissage ni abâtardissement de la race.

Les Espagnols et les Portugais ont fait souche, et point toujours de sang-mêlé, **au Brésil, dans plusieurs grandes Républiques Sud-Américaines, à Cuba, etc., tous pays tropicaux. Je pourrais également parler des petits blancs de la Réunion et des Antilles, ainsi que des Anglo-Saxons de la péninsule Hindoustanique.**

A propos de ces derniers, je demande la permission de citer l'opinion de Cléments Markham (Travels in India and Peru). « On a toujours admis, dit-il, « comme un fait indiscutable que les Anglais ne « sauraient définitivement s'acclimater dans l'Inde « et que leurs enfants doivent être renvoyés en bas « âge dans la mère patrie pour échapper à la mort. « **L'expérience des dernières décades a prouvé « qu'il n'en est pas ainsi. » Nombreux sont les Anglais et les Ecossais qui, grâce à une meilleure hygiène et à l'habitude des sanatoires de montagne, jouissent d'une santé parfaite dans leur nouvelle patrie et y font souche, bien qu'ils aient plus de dangers à courir sous ces latitudes que les Français et surtout que les Européens du Midi. Ceux qui disent que l'air frais et pur des montagnes septentrionales de l'Inde sauve chaque année des milliers d'hommes, n'exagèrent rien et ne font que constater l'évidence même. Eh bien ! c'est de quelque chose**

d'approchant que je voudrais doter mon pays.

Néanmoins les paroles du docteur Treille sont celles d'un sage, si nous considérons le peu de confortable et l'hygiène souvent défectueuse qui règne encore dans beaucoup de nos colonies.

Certes, il est toujours dur pour un gouvernement comme pour des particuliers de semer l'argent à pleines mains, mais **il est des cas où les dépenses deviennent des économies par l'excellence du placement. Un confortable très large, tel que le comprennent les Anglais et les Hollandais et tel qu'ils le mettent à la disposition de leurs nationaux aux colonies, les sanatoires d'altitude, lorsqu'on peut les avoir, ou bien construits d'après mon système, et dans ce cas à n'importe quelle altitude, sont des facteurs de richesse très puissants, parce qu'ils rendront peut-être indiscutable la question de l'acclimatement.**

Quelques mots encore pour expliquer la singularité d'un sanatorium hermétiquement clos.

Dans certaines villes des Etats-Unis, à Denwer et à St-Louis-de-Missouri entr'autres, on distribue en été le froid à domicile au moyen de serpentins d'expansion dans lesquels on fait vaporiser de l'ammoniaque. Ce mode de réfrigération est pratique dans ces pays par suite de l'état de siccité de l'atmosphère et parce que le peu d'humidité se condense exclusivement sur le serpentin. Peut-être pourrait-il pareillement rendre des services à Obock, dans certaines régions du Sahara et du Soudan central, dans l'Australie occidentale ou dans la colonie Italienne de l'Erythrée ; mais, à mon avis, il est totalement inapplicable aux régions situées entre le 15° de latitude nord et le 15° de latitude sud où règne une chaleur humide.

En effet, en refroidissant par ce procédé une pièce accessible à l'air extérieur, on verrait la vapeur d'eau se condenser non point seulement sur le serpentin d'expansion, mais encore sur les murs, sur les meubles, et les appartements seraient transformés en caves humides, vrais nids à rhumatismes. De plus, si le sanatorium était ouvert et les sorties libres, c'est bien alors que le passage brusque du froid à la chaleur et de la chaleur au froid donnerait naissance à toute une mosaïque d'affections morbides.

La réfrigération que je propose n'a pas ces inconvénients, ou ne les présente qu'au degré le plus minime. En effet l'air se dépouillant de son excès d'humidité dans le serpentin réfrigérateur (voir page 15), est introduit suffisamment sec, et, d'autre part, avec la surface de section des orifices de pénétration dans les planchers et les parquets, aucun courant d'air n'est possible dans l'établissement, la vitesse n'étant, pour les 1.000 litres d'air introduits, que de quelques centimètres à la seconde.

Loin de moi la pensée de mettre en doute une seule minute la haute compétence des membres du Conseil supérieur de santé, en matière d'hygiène coloniale. Je prie seulement mes éminents confrères de se renfermer dans les limites que j'ai tracées et de voir si mon sanatorium peut être utile à ceux qui, anémiés et neurasthénisés par les climats tropicaux, sont de la graine pour des affections plus sérieuses, et s'il ne peut pas, jusqu'à un certain point, remplacer les sanatoires d'altitude que la configuration de la plupart de nos colonies ne nous permet pas de posséder, avec cette différence à mon avantage que les sanatoires de montagne ne sont point pratiques en toutes saisons et que les variations même diurnes de température y sont souvent fort brusques.

J'ai pleine confiance aussi bien dans l'absolue impartialité de mes juges que dans l'excellence de l'hiver artificiel que je voudrais introduire dans l'hygiène des pays chauds.

Saint-Etienne, 13 octobre 1894.

Dr CLÉMENT.

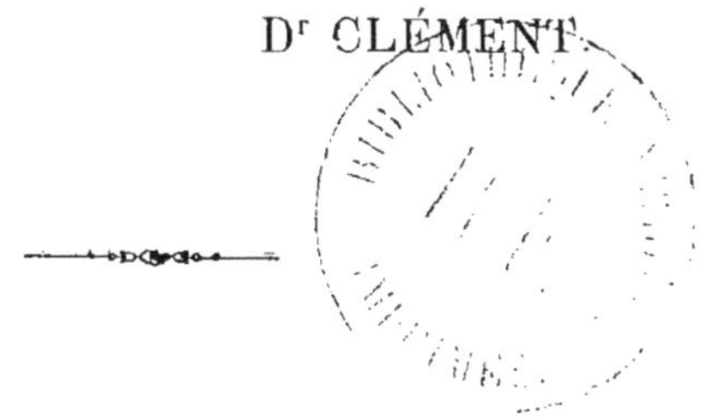

St-Etienne, imp. Théolier et Cie, rue Gérentet, 12.

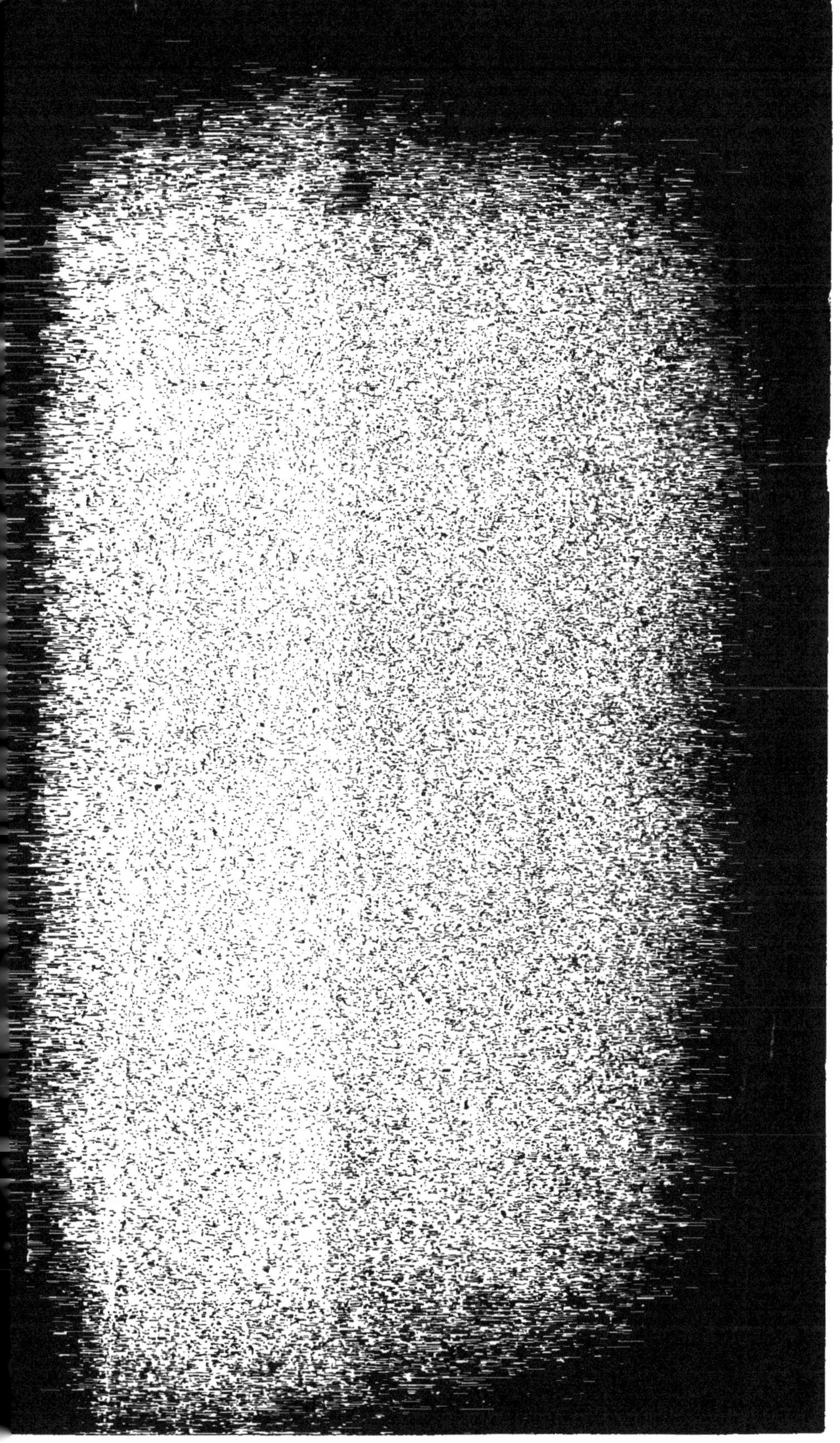

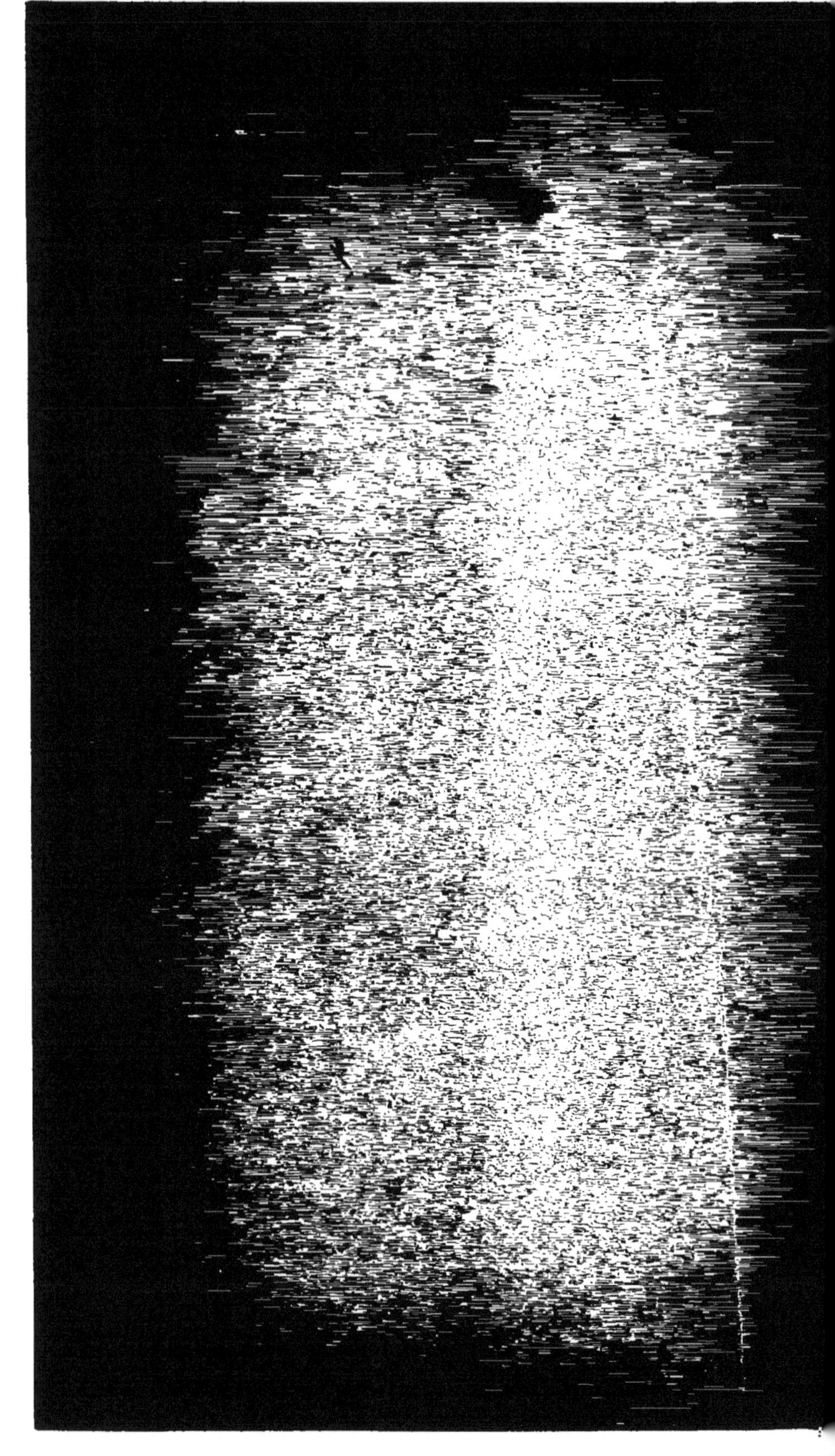

BIBLIOTHEQUE NATIONALE DE FRANCE
3 7531 03987266 9

www.ingramcontent.com/pod-product-compliance
Ingram Content Group UK Ltd.
Pitfield, Milton Keynes, MK11 3LW, UK
UKHW012124240726
13965UKWH00005B/1964